AF465696

ÉTUDE

SUR LE

BAIN TÉRÉBENTHINÉ

OU

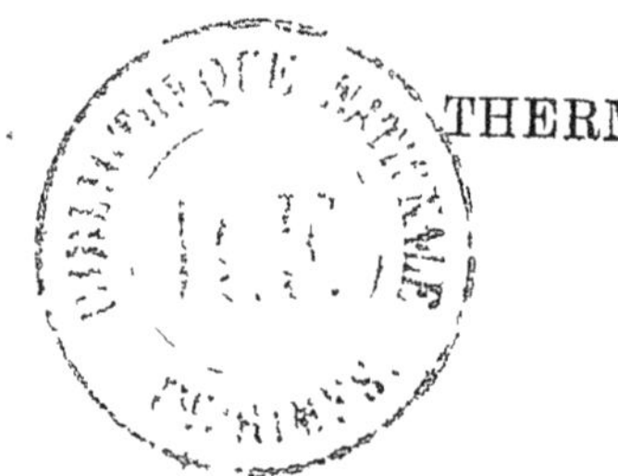

THERMO-RÉSINEUX

PAR

Le Docteur G. THERMES

Chevalier de la Légion d'Honneur,

Médecin en Chef de l'Établissement Hydrothérapique et Orthopédique de l'Avenue Malakoff,

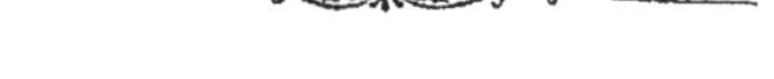

PARIS

F. SAVY, LIBRAIRE-EDITEUR,

77, BOULEVARD SAINT-GERMAIN, 77

1877

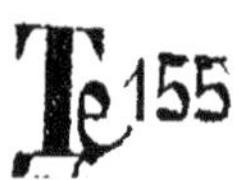

ÉTUDE

SUR LE

BAIN TÉRÉBENTHINÉ

OU

THERMO-RÉSINEUX

PAR

Le Docteur G. THERMES

Chevalier de la Légion d'Honneur,

Médecin en Chef de l'ÉTABLISSEMENT HYDROTHÉRAPIQUE et ORTHOPÉDIQUE de l'Avenue Malakoff,

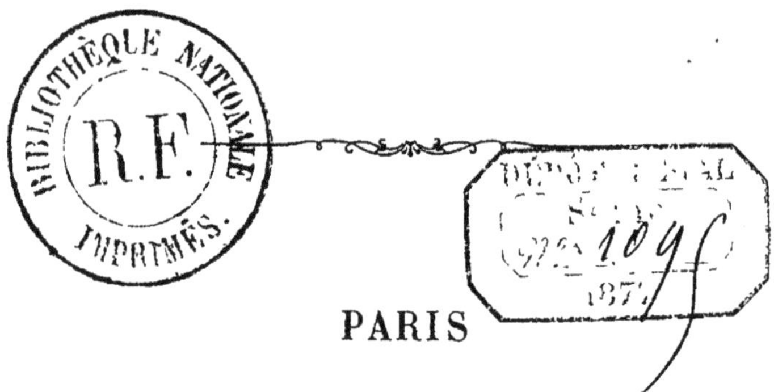

PARIS

F. SAVY, LIBRAIRE-EDITEUR,

77, BOULEVARD SAINT-GERMAIN, 77

1877

ÉTUDE

SUR

LE BAIN TÉRÉBENTHINÉ

OU

THERMO-RÉSINEUX

La nécessité ou le hasard donne souvent naissance à des médications nouvelles; l'observation et l'expérience les perfectionnent. Ce fut le hasard qui aida à découvrir l'action efficace des vapeurs résineuses; ce fut « l'observation fine, délicate, incessante; ce fut une sorte d'espionnage de la nature » (et des malades), pour parler le langage de Baglivi, qui substitua aux pratiques empiriques des paysans du Mont-Glandaz, une médication thermo-résineuse scientifique et plus féconde en résultats utiles.

Aux bûcherons de la Drôme, l'avantage d'avoir tiré parti des fours à poix et vanté avec raison la valeur médicatrice du séjour dans ces fours; à M. le docteur Chevandier, l'honneur d'avoir, le premier, bien observé et appliqué méthodiquement la médication résineuse; à MM. les docteurs Benoît, Rey, Gillebert d'Hercourt, Masson, Vidart, Lallour, Brémond, Moser, etc., le mérite de l'avoir vulgarisée.

Les bains résineux ont donc leur histoire, et celle-là toute française; examinons-en les phases diverses.

---

§ 1er.—*Historique.*

1° Bain de Vapeur sèche résineuse.

A. — *Les fours à poix et les procédés empiriques.* — Dans les hautes vallées de la Drôme, sur l'un des sommets des Alpes, au Mont-Glandaz, les bûcherons vont, depuis plus d'un siècle, pratiquer, sur le tronc des pins à crochets (pin Mugho), des incisions d'où s'écoule lentement « un suc propre, poisseux et odorant, qui se concrète en larmes d'abord transparentes et plus ou moins volumineuses, » et que l'on nomme *Barras* ou *Galipot*. Quand les copeaux sont chargés de résine, on les détache de l'arbre, et l'on en forme des fagots pour la fabrication de la poix.

Ces fagots sont portés dans des fours, dont voici la description :

« Un trou noir, brûlant, s'ouvre à fleur de terre par une gueule d'un mètre, il offre l'aspect d'une cavité ovoïde, profonde de deux mètres et large d'un mètre quatre-vingts centimètres, garnie intérieurement d'une couche de terre glaise ou de pierres réfractaires, et entourée dans toute sa hauteur de sable destiné à emmagasiner la chaleur.

» Au fond sont deux ouvertures : l'une, pratiquée au centre, ayant trois ou quatre centimètres, est armée d'une cuillère en fer, par laquelle la poix en fusion est conduite en dehors, où elle est reçue dans un vase plein d'eau ; l'autre, ménagée sur le côté, est plus grande et carrée ; elle a soixante-cinq centimètres de côté. C'est par elle qu'on retire les détritus de la combustion. Le service se fait par une tranchée ouverte. » (M. Chevandier.) (1).

» Ce four est chauffé pendant trente-six heures, et, quand il est un peu refroidi, un ouvrier, placé au fond, reçoit les copeaux que lui tend un de ses compagnons, les y dispose en éventail jusqu'à ce que le four soit empli à demi. Bientôt la résine crépite, puis entre en ébullition, et les principes volatils s'en dégagent « sous forme d'une légère vapeur bleuâtre, qui répand au loin une agréable odeur de térébenthine. »

Comme bien l'on pense, les ouvriers soumis à ce dur travail supportent une température très-élevée, et celui qui est au fond du four est entouré d'une atmosphère brûlante de 120 à 130 degrés centigrades, qu'il évite, en partie, en s'accroupissant sur les copeaux : aussi, de cinq en cinq minutes, les deux ouvriers sont-ils forcés de se suppléer.

Or, il advint que ceux d'entre les bûcherons qui étaient atteints de courbatures, de douleurs rhumatismales ou de toux chronique, guérissaient rapidement.

Frappés de cette coïncidence, les malades en firent part à leurs camarades, et bientôt se répandit dans la vallée le bruit que les fours à poix faisaient merveille dans un certain nombre de maladies, et principalement dans les rhumatismes et les catarrhes : il n'en fallut pas davantage pour attirer, dans ce coin des Alpes, une

(1) *De la Médication Thermo-Résineuse.* — 1873.

foule toujours avide du merveilleux, et, de ci, de là, des écloppés, des déformés, en un mot, et selon l'expression imagée de M. Chevandier, les *vaincus du rhumatisme.*

Ces malheureux, tant bien que mal, descendaient dans le four par une petite échelle poisseuse, y restaient une demi-heure environ, et en remontaient soulagés et encouragés. A leur sortie, on les enveloppait dans des couvertures de laine pour faciliter la continuation de la transpiration, et, à l'exemple des paysans du Mont-Glandaz, on leur donnait à manger des grumeaux résineux.

Ces séances étaient plus ou moins fréquemment renouvelées; après en avoir fait quelques-unes, les patients s'en revenaient au village, toujours améliorés, souvent guéris.

Ainsi, la cure empirique se composait de deux éléments principaux : 1° action externe des vapeurs résineuses à haute température; 2° action interne, spécifique des vapeurs oléo-résineuses.

B.—*Les expériences et la méthode du docteur Chevandier.*—Pendant plus d'un siècle, et malgré la multiplicité des cures, la nouvelle méthode, toujours entre les mains de l'empirisme, vécut dans l'ombre et resta confinée dans les vallées de la Drôme ; tant il est vrai que les pratiques vulgaires et empiriques n'inspirent ordinairement aux médecins que *commisération, défi et dédain*, alors même qu'elles ont en soi un côté réellement utile et qu'elles se traduisent par des faits de guérison évidente.

Mais il ne saurait en être constamment ainsi, et l'attention finit toujours par être éveillée. C'est ce qui arriva aux bains résineux.

En 1849, M. le docteur Chevandier (de Die), esprit d'initiative, mais cependant quelque peu sceptique à l'endroit de la médication, se livra pendant toute une année à une enquête en règle, et en publia, en 1850, dans la *Revue médico-chirurgicale* de Malgaigne, les résultats favorables.

Il fit plus : ne se bornant pas aux faits authentiques des paysans, il voulut avoir ses observations personnelles ; il installa donc à Die un four en tout semblable à celui des bûcherons, et commença ses premières expériences si intéressantes qui devaient être le point de départ de la médication scientifique par les *Bains de vapeur térébenthinée à haute température.*

Mais laissons la plume à notre savant confrère :

« J'acceptai, dit-il, toutes les conditions brutales que la tradition me livrait ; et, esclave d'un moyen dont j'espérais bientôt devenir le maître, enveloppé d'une épaisse couverture de laine, pour me protéger contre la chaleur rayonnante des parois du four, je m'accroupis sur les copeaux. Quelques malades avaient suivi mon exemple.

» Nous y supportions sans trop de peine une température de 70 et même de 80 degrés. A la vérité, une colonne d'air froid se précipitait dans le four, refoulait l'air chaud qui remontait derrière nous en léchant le mur et s'échappait par la margelle. L'air frais s'échauffait vite et maintenait à 65 degrés le thermomètre que je plaçais près de ma poitrine. On nous jetait des serviettes imbibées d'eau froide. Placées sur nos lèvres, elles rafraîchissaient, en les humectant, les vapeurs résineuses que nous respirions à pleins poumons.

» Une fois sur les copeaux, il fallait s'accroupir vite pour ne pas laisser la tête dans l'atmosphère brûlante qui gagnait la partie supérieure du four. Si on tardait, la suffocation était imminente. Rien ne nous surprenait plus que la facilité avec laquelle, au milieu d'une buée résineuse, nous supportions cette haute température ; à la vérité, la sueur s'établissait presque immédiatement, à notre insu, avec une progression singulière. »

Le promoteur des bains résineux a donc également recherché le concours mutuel des deux agents principaux, essentiels de la médication : les hautes températures, les vapeurs résineuses sèches. Il ne lui restait plus qu'à éviter cette *uniformité* et une trop grande élévation de température; qu'à *doser* le calorique, en tenant compte et du malade et de la maladie. C'est ce qu'il mit à exécution.

Aujourd'hui, sa méthode, qui a pris le nom de *Médication thermo-résineuse*, est un peu modifiée : au lieu d'un four dans lequel le malade est plongé tout entier, M. le docteur Chevandier se sert de caisses fumigatoires dont la chaleur peut être graduée suivant les indications, et présentant, à leur partie supérieure, une ouverture ménagée pour le passage de la tête, si bien que les vapeurs térébenthinées, selon la volonté du baigneur ou l'indication du médecin, pénètrent plus ou moins dans les voies respiratoires.

Un bol de décoction de pins Mugho est donné au malade, lequel, après le bain, va continuer dans le maillot la sudation commencée.

Voilà pour les affections rhumatismales subaiguës et chroniques, les névralgies diverses et aussi certaines paraplégies. Que s'il s'agit de catarrhes et principalement de catarrhes pulmonaires, d'asthme, les bains de vapeurs térébenthinées et l'inhalation résineuse sont combinés et alternés.

2° Bain de Vapeur sèche résineuse combinée à l'Hydrothérapie.

A.—*Les procédés Rey, Gillebert d'Hercourt, Macario.*—Jusqu'en 1852, la médication thermo-résineuse ne subit aucune modification importante et resta ce que l'avaient faite d'abord à Die M. le docteur Chevandier, ensuite au Martouret M. le docteur Benoît, c'est-à-dire ces bains étaient préparés en chauffant fortement le four, puis après avoir enlevé la braise, en y plaçant les copeaux. Sous l'influence de la chaleur, la résine se volatilisait et, par des tubes munis de registres, pénétrait sous forme de vapeur, avec l'air chaud, dans les cellules où se trouvaient les malades.

Mais vers la fin de cette même année, M. le docteur A. Rey ajouta à la sudation en étuve résineuse la médication hydrothérapique.

Cette heureuse association des pratiques du paysan de Groeffenberg et des bûcherons du Mont-Glandaz donna de bons résultats dans les affections rhumatismales et goutteuses invétérées, outre qu'elle permit à certains malades de suivre plus longtemps le traitement résineux,

En 1854, M. le docteur Gillebert d'Hercourt publia, à son tour, dans le *Bulletin de thérapeutique*, les *Remarques critiques sur les bains de vapeur térébenthinée à haute température.*

Pensant, d'une part, que pour exciter les sueurs, pas n'est besoin de calorique artificiel, c'est-à-dire provenant d'une source étrangère à l'économie, reprochant d'ailleurs à l'usage externe du calorique et surtout du bain d'air chaud le défaut de produire des phénomènes de suractivité circulatoire et cérébrale, opposé à ces hautes températures de 100 et de 80 degrés centigrades qui sont contraires à la cure, l'inhalation cutanée étant d'autant plus aqueuse et d'autant moins éliminatrice ou dépurative que la sudation est poussée avec une plus grande activité, croyant enfin que les effets du calorique sont palliatifs et momentanés, et qu'en conséquence ils sont améliorants et non curatifs, et, d'autre part, persuadé que le tégument externe *intact* n'absorbe pas, et que si la peau absorbe ce n'est qu'en de bien faibles proportions, convaincu du reste que l'absorption et l'inhalation sont en raison inverse d'activité, et que, par conséquent, la simultanéité d'activité du calorique et de la térébenthine est une combinaison empirique et inopportune, M. le docteur Gillebert d'Hercourt, sans contester l'efficacité des bains térébenthinés, émit l'avis que les résultats obtenus par les procédés en étuve partielle étaient dus spécialement aux sueurs abondantes déterminées par le calorique, et quelque peu à la petite quantité de térébenthine absorbée par les voies respiratoires, grâce à l'air chargé plus ou moins d'émanations résineuses, et crut devoir recourir isolément à l'emploi de la térébenthine et à la provocation de la sueur.

Son procédé « consiste à envelopper d'abord le malade dans des couvertures de laine, à la façon usitée en hydrothérapie, et à l'y laisser suer pendant une heure ou deux ; après quoi, il est lotionné à l'eau froide par tout le corps, ou il se plonge dans la piscine d'eau froide. Le bain ou la lotion ne dure pas plus d'une minute et demie à deux minutes : une friction vigoureuse, avec du linge sec et une promenade active durant un temps convenable, lui succèdent, et c'est à la suite de la dernière que commence l'inhalation de la térébenthine. »

Cette inhalation a lieu en faisant respirer au malade les émanations qui se dégagent, soit d'un flacon contenant de l'essence de térébenthine et que l'on agite fréquemment, soit d'un vase renfermant des fragments de cailloux sur lesquels on verse de temps en temps quelques grammes d'essence, soit de morceaux de branches de sapin, enduits de térébenthine et que l'on agite fréquemment. C'est ce dernier procédé qu'adopte de préférence l'ancien médecin de Long-Chêne.

Plus tard, pénétré toujours de cette idée que les vapeurs résineuses entrent dans l'économie, non par la peau, mais par les voies respiratoires, que les transpirations abondantes donnent issue aux principes morbides, M. le docteur Gillebert d'Hercourt, tout en partageant le bain en deux opérations non simultanées, a changé l'ordre de celles-ci : il fait d'abord aspirer aux malades des vapeurs de térébenthine, et, ensuite, il les fait suer (1).

En 1859, M. le docteur Macario, dans son intéressant mémoire des *Bains de vapeurs combinés ou non avec l'hydrothérapie*, vint augmenter le nombre des médecins alliant, selon les indications, les vapeurs résineuses à l'hydrothérapie ; il eut aussi le mérite d'étendre le cercle des maladies justiciables de cette médication, et d'obtenir l'amélioration et même la guérison de malades atteints d'affections rachidiennes se rattachant à quelque antécédent rhumatismal.

Il se sert de cellules recevant de l'air chaud résineux, à tempé-

(1) Lettre à M. le docteur Chevandier, *In Clinique thermo-résineuse*, n° 4. —1875.

rature de 50 à 55°. A sa sortie de l'étuve, le malade reçoit une douche froide, ou bien il continue de transpirer, couché sur un lit de camp et enveloppé dans la couverture de laine (1).

Cette intervention de l'hydrothérapie dans la médication thermo-résineuse, acceptée complétement par les uns, admise, mais seulement à titre auxiliaire et exceptionnel, par d'autres (MM. Chevandier et Moser), donna encore naissance aux *bains résineux* ou *bains français*.

B.—*Le Bain résineux ou Bain français.* — Partisan convaincu de l'association de la médication hydrothérapique et des vapeurs résineuses, mais voulant éviter les inconvénients de la température élevée (60 à 80° centigrades) des étuves sèches, et partant de cette donnée, qu'*au-dessous* de 45° centigrades, l'homme, enfermé dans une étuve sèche, n'a pas à craindre les malaises ou les dangers résultant d'une suractivité de la circulation cardiaque, ou de l'excitation vasculaire pulmonaire et cérébrale, M. le docteur Lallour (2) fit construire des étuves résineuses, fixes et mobiles, provoquant la sueur, à la *température moyenne de* 37° *centigrades*, et ne dépassant, en aucun cas, la température *maximum de* 45° *centigrades*.

Il divisa son bain en trois temps :

1° *Sudation* de vingt à trente minutes de durée moyenne, en étuve sèche, chauffée graduellement de 35 à 45° centigrades, suivant les indications, et de plus bien ventilée et saturée d'émanations résineuses sudorifiques.

2° *Lotions* mitigées ou douches hydro-mélangées, de deux à trois minutes de durée ;

Douches froides ou immersions complètes, dans de vastes piscines d'eau froide, à 8° centigrades, de trente secondes à une minute de durée moyenne.

3° *Réaction :* tantôt par un séjour de trente minutes dans un maillot sec ;

Tantôt par le séjour dans une salle spéciale de réaction, chauffée de 20 à 25°, pour les malades trop faibles ou ne pouvant marcher facilement ;

Tantôt par un exercice en plein air ou dans une salle de gymnastique, de trente minutes de durée moyenne, dont vingt minutes au pas accéléré, et les dix dernières minutes au pas ralenti.

---

(1) *Leçons d'hydrothérapie.*—1872.

(2) De la Balnéothérapie et en particulier des *Bains résineux* ou *Bains français*.—1876.

3° Bain de Vapeur humide térébenthinée.

En 1869, MM. les docteurs Brémond père et fils entreprirent particulièrement, au point de vue de l'absorption cutanée, en tant qu'expériences physiologiques et applications thérapeutiques, une série de recherches sur les vapeurs médicamenteuses, et démontrèrent que ces vapeurs ont besoin de doses fixes ; que les médicaments non volatilisables doivent *être entraînés d'une façon régulière et continue dans le courant de vapeur qui doit entourer le malade* ; que les substances volatiles qui pourraient être enlevées par les premiers jets de vapeur ont également besoin *d'être contenues et distribuées conformément pendant toute la durée du temps nécessaire à cette espèce de bain.*

L'appareil dont ils se servent se compose d'un générateur portatif dans lequel la vapeur d'eau est produite à la pression de deux atmosphères. Ce générateur est muni de deux prises de vapeur garnies de robinet ; l'une de ces prises de vapeur leur permet d'élever à 40 degrés la température de la cage, dans laquelle se trouve le malade, pour commencer l'opération ; l'autre est munie d'un tuyau qui vient se fixer sur une des petites branches d'un tube en Y, dont la seconde petite branche est terminée par un cône, percée d'un trou d'un dixième de millimètre de diamètre. Sur cette dernière branche vient se raccorder le tube d'un pulvérisateur de Mathieu, au moyen duquel ils peuvent projeter une solution médicamenteuse dans la grande branche de l'Y qui va s'ouvrir, en s'évasant en entonnoir, dans une cage en bois dans laquelle est assis le malade.

Grâce à cette disposition et à l'emploi du pulvérisateur, on peut éviter une condensation de la vapeur d'eau médicamenteuse, doser le médicament, et accélérer ou en ralentir le débit suivant la température obtenue dans la cage.

D'après le système de MM. les docteurs Brémond, l'action de ces bains serait double et consisterait : 1° en une hypérémie active de la peau et une irritation substitutive ; 2° en une absorption par la peau de l'essence de térébenthine (1).

On pourrait peut-être rapprocher, au double point de vue physiologique et thérapeutique du système Brémond, le système de M. le docteur Lefebvre, qui, « soit pour provoquer des sueurs criti-

(1) Docteurs Louis et Ernest Brémond. — Absorption cutanée. — 1873.

ques, soit pour faire absorber certains médicaments, » se sert d'un appareil vaporifère dans la bouilloire duquel il introduit, selon les indications, diverses substances (essence de térébenthine, alcool camphré) ; mais ici la vapeur générée est privée de gouttelettes aqueuses, elle est *sèche* et reste à l'état gazeux (1).

Enfin, en Allemagne, les sucs des pins sont employés de toutes les façons : en bains de vapeur, en douches, en frictions, et, à l'intérieur, sous forme de teinture, de sirop, de pastilles, etc.

Résumé.—De l'analyse historique sommaire que nous venons de faire des différents procédés employés, il résulte : que les uns se servent d'étuve sèche (Chevandier, Benoît, Moser, etc.), ou humide (Brémond), générale ou partielle, à température élevée et chargée d'émanations térébenthinées se dégageant de copeaux de pin Mugho, de pin Sylvestre, de Galipot, d'essence de térébenthine ; que les autres associent les vapeurs résineuses chaudes à l'eau (Rey, Macario, Gillebert d'Hercourt, Lallour), en variant plus ou moins leurs procédés de sudation et leurs applications hydriques ; que tous recherchent la *sudation* et *l'absorption* des vapeurs balsamiques en employant le calorique artificiel ou humain, en activant les fonctions absorbantes de la peau, et, pour ceux qui dénient cette absorption, en faisant inhaler par les voies respiratoires les vapeurs résineuses qui s'échappent des étuves.

Pour nous, après avoir expérimenté les divers procédés que nous venons de faire connaître, et qui, tous, ont leur valeur, nous n'en acceptons aucun exclusivement. Guidé par les indications nombreuses et variées de l'organisme et de la maladie, convaincu de l'efficacité du calorique oscillant entre 40 et 60 deg. centigr., soit en étuve générale (2), soit en étuve partielle, admettant qu'il n'est pas encore définitivement démontré que la peau intacte absorbe les substances non volatiles, et si elle les absorbe, en quelles proportions utilisables ; partisan, en outre, de l'association des vapeurs résineuses et de l'eau, nous demandons à la médication thermo-résineuse : 1° par le calorique : la sudation, l'hypérémie dérivative et l'irritation substitutive produites sur la peau ; 2° par les vapeurs balsamiques absorbées, c'est-à-dire introduites dans l'organisme, principalement par la voie pulmonaire : *l'action élective* des constituants de la résine ; 3° par l'eau : l'action tonique et sédative, locale ou générale.

(1) Docteur L. Lefebvre. — De la *Sudation* provoquée par la vapeur d'eau. —1868.

(2) Docteur Thermes.—Etude sur le Bain Turc.—1876.

§ II.

Les différentes Espèces de Conifères et leur Emploi dans la Médication thermo-résineuse.

Sur les montagnes de la Drôme, aussi bien que sur celles de la Loire, de la Haute-Loire, des Pyrénées et de la Corse, et dans les vastes étendues des Landes, existent des forêts de pins, arbres qui donnent en abondance de la térébenthine, de l'essence et de la colophane.

Chacune de ces régions possède des espèces particulières de conifères. Ainsi, le pin à crochets (*pinus mugho*) aime à croître sur les sommets des Pyrénées et des Alpes du Dauphiné, particulièrement au Glandaz ; le pin sylvestre (*pinus sylvestris*) préfère les monts abruptes de la Loire et de la Haute-Loire, tandis que le pin maritime (*pinus maritima*) recherche le voisinage du golfe de Gascogne, entre Bordeaux et Bayonne ; enfin, le pin laricio (*pinus laricio*) habite principalement la haute chaîne de montagnes qui divise la Corse en deux versants d'étendue presque égale.

A certaines époques de l'année, surtout vers la fin du printemps, apparaît sur ces arbres une sorte de pléthore résineuse qui en fait éclater les bourgeons et les racines ; aussi, dès le mois d'avril, les bûcherons vont-ils commencer la récolte de résine. Les uns, en Gascogne et en Corse, obtiennent les produits naturels des pins par le procédé du *gemmage;* les autres, dans la Loire et dans la Drôme, au moyen des *entailles.* Ces derniers pratiquent sur le tronc des pins, à deux mètres à peu près du sol, des incisions de deux ou trois centimètres d'épaisseur, de dix ou quinze centimètres de large, suivant l'âge du pin, et de quatre-vingts à cent vingt centimètres de long. Ces incisions intéressent donc tout d'abord l'écorce et l'aubier, plus tard l'aubier et le bois fait de l'arbre, et aboutissent, par conséquent, à l'épuisement de cette essence. Le procédé du gemmage est en cela supérieur et plus rationnel.

Mais bientôt, sur la face antérieure de ces entailles, s'écoule la sève descendante, et l'on voit peu à peu s'y déposer une couche de résine de l'aspect et de la consistance du miel, et qui, comme nous l'avons déjà dit, est appelée *barras* ou *galipot.* Vers le mois de septembre, ces copeaux, plus ou moins chargés de galipot, sont détachés de l'arbre et réunis en fagots, destinés à la fabrication de la *poix-résine*, de la *poix noire* et du *goudron*, et également à la préparation des bains résineux.

Chauffé dans de grandes chaudières ou laissé en repos au soleil, le galipot se débarrasse, en effet, de ses impuretés en devenant plus fluide, et constitue la *térébenthine* proprement dite. Celle-ci est composée (Dumas) d'un hydrogène carboné liquide : c'est l'*essence* ou l'*huile volatile* C^{20},H^{16}, et d'une substance ternaire, solide : c'est la *colophane* C^{20},H^{16},O^{6}. Ces deux constituants de la térébenthine ont ainsi les mêmes équivalents chimiques en carbone et en hydrogène ; ils ne diffèrent que par l'oxygène que la colophane a de plus que l'essence. Aussi, admet-on aujourd'hui que les conifères sécrètent seulement l'huile volatile et que la colophane résulte de l'oxydation de cette essence.

Cela étant dit, il nous reste à examiner quelle est, au point de vue thérapeutique, la meilleure des espèces. Nous laisserons à l'avenir le soin de juger; car si Hippocrate dit oui, Galien dit non. En effet, l'un recherche, comme essence résineuse, le pin mugho du mont Glandaz ; l'autre considère les copeaux de Die comme des *copeaux maigres* et leur préfère le *pin sylvestre*, dont le tronc est beaucoup plus riche en aubier que le pin mugho, et dont les *copeaux* sont *gras*, étant plus chargés de résine concrète. Quelques-uns, considérant les copeaux comme encombrants et très-variables en qualité, pensant, d'autre part, que la résine concrète qui recouvre les copeaux, se volatilisant sans cesse à l'air libre, perd la plus grande partie de son essence de térébenthine, substituent au copeau de pin la *résine concrète* elle-même qui la recouvre ou *galipot en sorte*, et que l'on peut conserver à l'abri de toute évaporation. Enfin, il en est qui, persuadés que la quantité de médicament est toujours restreinte, étant donné le volume de substance végétale employée, qu'on ne sait jamais à l'avance quelle sera cette quantité, car il faudrait pour cela faire l'analyse de chaque échantillon de substance employée, s'adressent de préférence à l'essence de térébenthine ou plutôt à l'essence de cèdre de Californie, dont les propriétés balsamiques leur paraissent supérieures à l'essence de térébenthine indigène, et qu'ils dosent dans des proportions équivalentes à la production pendant une année entière d'un arbre adulte dans de bonnes conditions de culture.

On le voit, les avis sont partagés : le temps et l'expérimentation comparée pourront donc seuls permettre de conclure.

---

§ III.

Action physique et physiologique du Bain térébenthiné.

L'action produite sur l'organisme placé dans un *air chaud*, et plus ou moins imprégné de vapeurs térébenthinées *sèches* ou *humides*, est à la fois physique et physiologique.

La première se traduit par une augmentation de calorique ; la seconde par des modifications fonctionnelles dans les divers systèmes de l'économie.

L'influence de l'air *sec et chaud* a été déjà étudiée dans notre étude sur le Bain Turc, nous n'y reviendrons pas ; nous dirons seulement ici qu'il est aujourd'hui admis que l'homme :

1° *Résiste, grâce à l'évaporation, aux températures élevées* (G. de la Rive, Delaroche et Berger, Blagden et Fordyce, W. Edwards);

2° *Supporte de hautes températures plus facilement dans l'air sec ou dans l'étuve sèche que dans l'air saturé ou dans le bain de vapeur*, car l'air sec et chaud étant mauvais conducteur ne cède pas autant de calorique, d'une part, et, d'autre part, la presque totalité de l'eau fournie par la transpiration, passant à l'état de vapeur, produit un refroidissement considérable à la surface de la peau ; tandis que dans l'air saturé cette eau s'échappe en nature et conserve forcément son état liquide ;

3° *A tendance, dans les divers milieux* (air sec et chaud, air humide et chaud), *à maintenir sa température propre, mais que celle-ci, à égalité de temperature, éprouve des modifications et des oscillations plus sensibles dans les bains de vapeur que dans l'étuve sèche ;*

4° *Présente une moindre impressionnabilité au froid après l'exposition répétée dans un air chaud, sec ou saturé* (W. Edwards, Ch. Martins, Marcard, Boissonnade).

Mais concluons, avec M. le professeur Gavarret, que, toutes choses égales d'ailleurs, la résistance de l'homme à l'échauffement, dans les divers milieux à température élevée qui l'enveloppent accidentellement et passagèrement, est en raison inverse de la quantité de chaleur que le milieu peut lui céder dans un temps donné, et en raison directe de la quantité de vapeur qui, dans le même temps, peut se former à la surface de la peau et de la muqueuse respiratoire.

Quant aux modifications fonctionnelles, subies par l'économie dans les bains térébenthinés, elles dépendent et de l'élévation de la température et de l'action *intus* et *extra* de la térébenthine.

Dans l'*air sec et chaud*, aussi bien que dans l'air *saturé*, dont la température s'élève de 40 à 55°, le système périphérique est stimulé ; il y a, en général, une hypérémie active de la peau, accompagnée de picotements, une suractivité de ses fonctions d'exhalation ; d'aucuns disent une facilité d'absorption des substances non volatiles solubles, *à fortiori* volatiles.

La circulation *cardiaque* est accélérée, et l'excitation vasculaire se porte également sur *le cerveau*, alors surtout que le patient est plongé *tout entier* dans l'étuve.

La respiration est d'ordinaire peu influencée.

Le système nerveux présente certaines modifications : il y a parfois de l'agitation, de l'insomnie, une excitabilité assez marquée, une tendance au réveil des douleurs latentes et à l'exaspération des symptômes (Chevandier, Benoit, Macario, Moser, Brémond, Thermes).

A cette action générale et locale du calorique, d'*autant plus manifeste que la température s'élève et que l'on se trouve complétement dans l'étuve, s'ajoute l'action topique et générale* de la térébenthine, soit que celle-ci produise l'excitation vasculaire et nerveuse de la peau, ainsi que la diaphorèse, soit que, absorbée par la peau ou par la muqueuse pulmonaire, elle vienne stimuler la circulation, s'échapper en partie par l'appareil respiratoire et la peau, en partie par les reins dont elle accroît la sécrétion. Car nous savons que des deux constituants balsamiques absorbés dans le bain : l'un, l'essence de térébenthine, très-volatile, s'adressant particulièrement au poumon et à l'appareil sudoral, s'élimine en grande partie par l'appareil respiratoire et par la peau, en même temps qu'une portion est oxydée dans le sang ; tandis que la *colophane*, qui est salifiable, jouant dans l'économie le rôle d'acide, se combine avec l'alcali du sang pour se retrouver bientôt à l'état de pinate et de sylvate de soude dans les sécrétions rénales et urinaires auxquelles elle communique l'odeur de violette, ainsi que la propriété de donner, par l'acide nitrique, un précipité soluble dans l'alcool et l'éther (professeur Gubler).

En résumé, hypérémie dérivative, irritation substitutive, produites sur la peau et par le calorique et par la térébenthine, action générale et spéciale par l'absorption des vapeurs oléo-résineuses ; voilà les effets des bains thermo-résineux.

Ici nous demandons à ouvrir une parenthèse.

Dans le bain thermo-résineux ou térébenthiné, tel qu'il est administré ordinairement, avons-nous à tenir compte de la voie d'absorption, puisque les malades ne sont pas *absolument* placés dans des conditions qui permettent au médicament *de n'être en contact qu'avec le tégument externe seulement?* En effet, d'une part, les choses sont disposées de telle façon que ces vapeurs balsamiques entrent largement dans les voies respiratoires. » (M. Chevandier.) D'autre part, les vapeurs d'essence sortent en partie par la lunette, en partie par l'espace laissé par la porte non hermétiquement fermée de l'appareil, et finissent, d'ailleurs, par imprégner le *milieu ambiant* de l'odeur caractéristique du médicament.

Donc, en fait, nous pouvons répéter avec M. Teissier, de Lyon : il est incontestable que, dans ces bains, la térébenthine s'introduit dans l'organisme, peu importe la voie qui lui livre passage, puisque l'urine en est rapidement imprégnée.

Toutefois, nous avons à revenir sur les bains de vapeur *humide* térébenthinée de M. Brémond (1).

« L'action produite par l'activité des fonctions de la peau n'est pas la partie la plus importante de ces bains. Le point essentiel de notre traitement, c'est l'introduction dans l'économie (et par la peau) d'une quantité de térébenthine, qui va parfois jusqu'à la saturation » (M. Brémond). Et ailleurs, notre confrère ajoute : « Notre méthode ne comporte pas une élévation de température à laquelle on puisse attribuer les effets curatifs obtenus ; la température du bain ne s'élève jamais au delà de 45° centigrades. »

Ainsi, dans cette méthode, l'action du calorique n'est qu'accessoire, l'absorption de la térébenthine est le point capital.

Pour nous, et sans préjuger la question de l'absorption cutanée, en général, nous admettons, en l'espèce et dans certaines limites, l'absorption, par la peau, d'une partie de l'essence de térébenthine dans le bain et même pendant l'enveloppement qui le suit, parce que les cellules lamelliformes de l'épiderme, sous l'influence de la vapeur d'eau à 45°, de la sueur excrétée, s'imbibent, deviennent turgescentes et se ramollissent ; d'où il résulte une desquammation partielle, d'abord des vieilles cellules cornées, puis des cellules plus jeunes, exfoliation qui permet l'action de l'essence sur les cellules moins résistantes de la couche muqueuse de Malpighi ; parce que la vapeur térébenthinée, surtout quand elle est chaude, a sur la peau une action irritative, désagrégeante, est un dissolvant de la ma-

(1) Brémond fils : *Bains térébenthinés ; leur emploi dans le traitement des rhumatismes.* — 1876.

tière grasse sébacée, possède une action fluxionnante produisant une activité locale de la circulation capillaire, toutes circonstances favorables à l'absorption ; parce qu'enfin la chaleur du milieu ambiant, le renouvellement du liquide, sa pression, peut être l'influence électrique de la résine, et surtout l'extrême division de l'essence, la vaporisation d'une portion de la térébenthine, sont encore des conditions qui facilitent et permettent l'absorption du médicament par la peau.

Mais nous pensons, en outre, que, dans les bains de vapeur humide térébenthinée, il importe également de tenir compte de l'élévation de la température au-dessus de 37° centigrades, quelque faible qu'elle soit, de son action sur les fonctions de la peau, et, partant, des avantages thérapeutiques de la vapeur d'eau à 45°. Les résultats obtenus dans les névralgies et les rhumatismes par Rapou, Bouchacourt, Lambert et d'autres, sont incontestables. La supériorité du bain résineux réside donc, à notre avis, dans *l'association* de la chaleur et de l'essence de térébenthine.

Reste la question de l'absorption cutanée dans le bain thermo-résineux, c'est-à-dire dans le bain chargé de vapeurs térébenthinées *sèches* et dont l'atmosphère est portée de 50 à 70° centigrades, toutes les précautions étant prises, bien entendu, pour empêcher l'absorption par les voies respiratoires, par les cavités naturelles, les pieds, les mains, etc.

Sans affirmer que la peau absorbe dans le bain thermo-résineux, nous admettrons, cependant, pour les motifs déjà donnés (action topique de la térébenthine, son état de vaporisation, l'humidité de la peau, etc.), que l'absorption se fait, mais dans des limites modérées, tant que le malade reste exposé à une température de 45 à 50° ; qu'elle est excessivement faible à une température très-élevée, l'absorption et l'exhalation étant en raison inverse d'activité.

Toutefois, nous le répétons, l'intérêt est principalement *théorique*, puisque, en *pratique*, l'absorption cutanée fût-elle nulle, l'inhalation suffit pour introduire dans l'organisme les vapeurs térébenthinées et contribuer ainsi à compléter l'influence thermique et les modifications que la térébenthine produit sur la sensibilité de la peau.

§ IV.

Mode d'Administration du Bain.

Dans le bain de vapeur d'eau chargée d'essence de térébenthine, la température ne dépassant pas ordinairement 45° centigrades et la tête étant en dehors des vapeurs, il suffit de mettre le malade, pendant un quart d'heure à vingt minutes, en contact avec les molécules de térébenthine et les couches incessamment renouvelées de vapeur médicamenteuse. Après la sudation, il y a lieu, selon les indications, de soumettre le malade à l'hydrothérapie ou de l'envelopper, pendant une demie-heure, dans le maillot fait avec des couvertures de laine, afin de continuer la transpiration et de favoriser peut-être l'absorption d'une petite partie de la couche mince d'essence de térébenthine qui recouvre la surface cutanée.

Dans le bain thermo-résineux, il faut avoir en vue la *température* et distinguer le cas dans lequel le malade est plongé *tout entier* dans l'étuve sèche, de celui où il est placé dans la caisse fumigatoire, la tête étant en dehors de l'appareil.

Dans les premiers temps des bains résineux, il était d'usage, ainsi que nous l'avons dit, d'employer les fours, c'est-à-dire les étuves générales. Aujourd'hui, quelques-uns, se basant sur ce que dans les bains résineux l'on recherche principalement la sudation et l'inhalation des vapeurs balsamiques, se souvenant des expériences de Magendie, lesquelles démontraient que les animaux supportent très-difficilement une température élevée, et ne tardent pas à succomber si celle-ci est prolongée et dépasse certaines limites, et n'ayant pas oublié les craintes de Bonnet, qui, tout en prônant l'utilité des bains de vapeur résineuse, redoutait cette vive chaleur pour les goutteux en particulier, et pensait qu'elle pouvait provoquer chez eux des congestions du réseau vasculaire sanguin des centres encéphaliques, quelques-uns, dis-je, rejettent l'étuve générale, préfèrent l'étuve partielle et évitent les températures élevées de 80 à 100° centigrades.

Nous n'aimons pas non plus les températures extrêmes ; mais en tenant compte, cela va de soi, de l'état physiologique et pathologique du malade, nous sommes partisan, en certains cas, de l'étuve sèche *générale*, pourvu que la chaleur s'élève graduellement et ne dépasse jamais 70° centigrades ; en un mot, soit dosée. Les faits des paysans de la Drôme, les observations scientifiques de MM. Chevandier, Benoît, etc., notre propre expérience, nous permettent d'avancer que tout ici réside dans une question de *mesure* et d'*opportunité.*

Si donc un malade prend un bain résineux en étuve générale, il devra se soumettre aux précautions exigées dans le bain Turc.

Que si même il est en étuve partielle, la température sera également lentement augmentée, et l'on cessera le bain si la sudation est obtenue à 50 ou 55°.

Cependant, comme le but est d'agir sur la peau non-seulement par les vapeurs résineuses, mais encore par le calorique, il convient, tout en réglant la température selon les idiosyncrasies de chaque malade, de porter parfois la colonne d'air chaud de 50 à 70° centigrades; car alors on obtient, outre l'action topique spéciale du médicament, une sudation abondante et simultanément une absorption rapide des vapeurs résineuses, toute sécrétion exagérée, activant le phénomène de l'absorption par *les muqueuses.*

Quant à la durée du bain thermo-résineux, elle sera d'ordinaire d'un quart d'heure à vingt minutes. Il est inutile d'ajouter qu'on peut la porter à une demi-heure, si rien ne s'y oppose; de même qu'on doit l'abréger si, par hasard, le malade éprouve de l'anxiété, des palpitations, de la céphalalgie, des étourdissements, etc. Un moyen que nous employons, c'est de lotionner souvent le front, les tempes et la figure avec une éponge imbibée d'eau froide, ou, dans le cas de céphalalgie, de recouvrir la tête avec des compresses d'eau froide souvent renouvelées.

A la sortie de l'étuve, on procédera comme dans le bain de vapeur humide térébenthinée, et toujours suivant les indications.

Après le bain, le malade rentrera chez lui et ne devra *immédiatement* vaquer à ses affaires que *si le temps le permet.*

Faut-il répéter le bain *tous les jours,* ou convient-il de ne le faire prendre que tous les deux jours; en un mot, la méthode *continue* est-elle préférable à la méthode *alternante?*

M. le docteur Chevandier, citant un fait de M. le docteur Vial (2e *Obs. névralgie sciatique, in clinique thermo-résineuse*), pense, et avec lui son confrère, qu'au lieu d'alterner les bains, il vaut mieux les prendre sans intercaler un seul jour de repos. Il considère cette méthode comme plus efficace et donnant des résultats plus rapides.

Tout en tenant grand compte de l'autorité scientifique de nos honorables confrères, nous serions cependant porté à préférer habituellement la méthode alternante et à ne réserver les bains *quotidiens* que dans certains cas exceptionnels. Il faut, en effet, se souvenir qu'en général, à Paris du moins, nous sommes en présence de malades pour la plupart anémiques, et que la médication thermo-résineuse ou térébenthinée est une méthode *spoliative, excitante,* et tendant, par conséquent, à débiliter l'organisme, autant par la perte de liquide que par la sédation spontanée qui suit l'excitation.

---

§ V.

Indications et Contre-Indications.

1° *Indications.* — Le bain térébenthiné étant essentiellement basé sur l'emploi *combiné* de la chaleur et de la térébenthine, ses indications résulteront de l'action thérapeutique de ces deux agents, dont l'influence, soit simultanée, soit isolée, ne saurait être contestée.

Le calorique active, chez l'homme, comme nous l'avons vu, la fonction pyrétogénésique générale et locale ; il exerce son action plus spécialement sur la peau et excite l'hypercrinie sudorale.

Localement, la chaleur, à une température voisine de 38° c. (J. Guyot) (1) et même plus élevée, agit sur l'élément douleur et devient sédatif; elle diminue les engorgements et joue ainsi le rôle de résolutif.

Généralement, elle va stimuler l'organisme tout entier et aider, par la transpiration insensible et la sueur, l'élimination des matériaux inutiles et même nuisibles à l'entretien de la vie (urée, acide urique) (O. Henry).

On voit donc le parti qu'on peut tirer du calorique dans les affections rhumatismales et goutteuses, où il y a excès d'acide urique, même dans le sang (Garrod, professeur Charcot) ; dans les épanchements chroniques, où il s'agit de résorber les liquides contenus dans les cavités ; dans les névralgies, où se rencontre souvent une hypérémie des vaisseaux péri et intra-fasciculaires, déterminant une augmentation de tension du sang et une exsudation séreuse dans les tissus conjonctifs péri-fasciculaires (Cornil et professeur Ranvier).

Mais à cette action thérapeutique du calorique s'ajoute celle de

(1) J. Guyot, *Traité de l'incubation et de son influence thérapeutique.* Paris, 1840.

la térébenthine. De tout temps, la térébenthine a été considérée comme un médicament précieux. Hippocrate, Dioscoride, Galien, l'ont vantée ; Trousseau l'a remise en honneur.

En effet, par son action excitante sur les systèmes vasculaire et nerveux, par son influence sur l'appareil uro-génital, par l'hypérémie active de la peau, par l'exanthème sudoral, la térébenthine vient heureusement modifier les affections névralgiques, rhumatismales et parfois celles des voies génito-urinaires et respiratoires.

S'agit-il d'augmenter la diurèse aqueuse, de diminuer la vascularité des glandes uro-poiétiques et de la muqueuse des canaux parcourus par l'urine, d'amoindrir l'exhalation du plasma de l'épithélium ? La résine sera de préférence employée. Faut-il un stimulant diffusible, modifier la muqueuse respiratoire en diminuant ou en supprimant la sécrétion catarrhale, ou est-il nécessaire d'activer la circulation périphérique, d'exciter les glandes sudoripares ? C'est à l'huile volatile qu'il faut s'adresser (professeur Gubler).

L'indication de la médication thermo-résineuse se présente plus ou moins, par conséquent, dans les affections catarrhales des voies uro-génitales et respiratoires, dans les rhumatismes, dans les névralgies ressortissant plus particulièrement au plexus solaire ; dans les névralgies idiopathiques (spécialement dans les sciatiques) et dans celles liées à la diathèse rhumatismale, goutteuse, à la cachexie paludéenne.

Mais précisons davantage.

Le *rhumatisme chronique et les névralgies* sont le triomphe de la médication térébenthinée.

Les bains thermo-résineux guérissent souvent le rhumatisme, en rétablissant les fonctions cutanées, en éliminant les principes en excès (urates). Ils l'améliorent presque toujours, en faisant disparaître la tendance aux récidives, en modifiant plus ou moins complétement la dyscrasie, en affaiblissant les influences pathogéniques, et, en particulier, en aguerrissant le malade contre les impressions produites par les variations de température.

Le rhumatisme *subaigu* ne contre-indique pas cependant, l'emploi des bains térébenthinés, surtout chez les sujets à fièvre modérée, à réaction générale faible, et dans les cas où l'affection est mobile, ambulante.

Après le rhumatisme viennent les névralgies *chroniques*, et principalement les sciatiques idiopathiques ou liées à la diathèse rhumatismale (ce rapport entre les névralgies et les rhumatismes est assez fréquent : professeur Tardieu). Ici, le calorique et la térébenthine agissent comme révulsifs et dérivatifs ; la térébenthine a, de plus, une action élective et spéciale, constatée par nombre d'observateurs (Galien, Murray, Trousseau, Martinet, etc.), surtout dans les formes erratives, moins rebelles que les névralgies fixes.

L'acuité de la névralgie n'est pas une contre-indication : elle exige naturellement des modifications variées, tant au point de vue du malade que de la méthode à employer. Ainsi, un moyen que nous employons et qui nous a servi tout dernièremeut chez une malade que M. le docteur de Saint-Germain, notre maître, avait bien voulu nous confier, consiste, au moment du bain et lorsque la douleur est trop intense, à faire sur le trajet du nerf une injection sous-cutanée de morphine.

En ce qui concerne *la goutte,* sans nous occuper ici de la question de l'identité (arthritis de M. Bazin) ou de la non-identité du rhumatisme et de la goutte, nous estimons que la médication résineuse doit lui être appliquée avec réserve. Nous ne l'employons, *au sortir de l'accès,* que chez les sujets ayant une sécrétion bronchique plus ou moins abondante et accompagnée de toux ; autrement, nous ne la faisons intervenir que quelque temps seulement après l'accès, dans la crainte — ce que nous avons appris de quelques malades — de voir se réveiller la diathèse et se produire un nouvel accès.

Nous donnons également, en l'espèce, la préférence aux bains de vapeurs humides térébenthinées, alors surtout que les goutteux sont atteints d'eczéma, bien que nous n'ignorions pas les succès obtenus dans la goutte par M. Benoît, et les améliorations très-grandes signalées par M. Chevandier, à la suite de l'emploi des bains de vapeur sèche ou thermo-résineux.

Quant à *l'asthme,* les bains térébenthinés sont indiqués, lorsqu'il est sous la dépendance de la diathèse arthritique ou en est une manifestation (Trousseau) ; lorsqu'il s'accompagne d'un état catarrhal des bronches et qu'il n'y a affection confirmée, ni supposée du cœur et des poumons (antagonisme de l'asthme et de la phthisie pulmonaire : MM. Guéneau de Mussy, Pidoux ; l'asthme est parfois une manifestation de la tuberculose : Trousseau).

C'est donc encore avec prudence qu'il faut intervenir. D'après les observations de M. Chevandier, dans l'asthme, les bains et les inhalations térébenthinés semblent, au début, provoquer des accès;

ce n'est que peu après la période initiale du traitement que l'amélioration apparaît.

Nous craignons, pour notre part, que les inhalations ne tendent, par action réflexe, à produire l'accès ; elles occasionnent d'ailleurs assez souvent la toux ; aussi nous serions assez disposé à nous contenter du seul traitement externe, dans le but d'amener une révulsion dérivative.

L'efficacité du traitement a donc lieu, en général, principalement lorsque les malades ont traversé la période aiguë, ou lorsque l'affection a eu primitivement la forme chronique ; elle se traduit par une amélioration notable, ou une guérison qui apparaît ordinairement pendant la cure elle-même, mais qui, parfois, n'a lieu qu'après la cessation des effets excitants de la médication.

Mais il est encore une circonstance où l'essence de térébenthine peut être employée, c'est dans le *phosphorisme.*

Quelle que soit l'action des vapeurs térébenthinées, qu'elle s'oppose à l'oxydation du phosphore (Personne), qu'elle diminue sa combustion (Letheby), qu'elle l'active, au contraire, en ozonisant l'oxygène de l'air atmosphérique, en convertissant par suite le phosphore en acide phosphorique et en diminuant la quantité des vapeurs phosphoriques répandues dans l'air (Bellini), peu importe, les bons effets de l'essence de térébenthine dans l'intoxication phosphorique ne sont pas douteux.

Enfin, indépendamment des rhumatismes subaigus ou chroniques, musculaires ou articulaires, des névralgies idiopathiques et des diverses maladies que nous venons de nommer (goutte, asthme, intoxication phosphorique, affections catarrhales des voies respiratoires et génito-urinaires), il est encore des cas où la médication térébenthinée est indiquée. Dans cette dernière catégorie, nous rangerons : certaines maladies cutanées (les squammeuses), la syphilis, les épanchements symptomatiques d'affections hépatiques, spléniques, l'obésité, etc.

Mais ici, à notre avis du moins, le bain térébenthiné doit être, en général, plutôt employé comme *adjuvant* et *auxiliaire* qu'à titre *curatif* proprement dit.

Ainsi, prenons une anasarque albuminurique ou symptomatique d'une affection hépatique ou splénique, autre qu'une simple hypérémie, — nous laissons de côté celle qui serait consécutive à une lésion cardiaque, — eh bien, la sudation térébenthinée n'agira que sur un des effets, l'épanchement, mais ne modifiera pas la cause, la lésion primitive. Elle ne sera donc que palliatif et, dans certains cas, ne fera que prolonger la vie des malades.

Nous n'ignorons pas cependant les faits de MM. les docteurs Munaret et Auzoux, cités par M. Chevandier, et dans lesquels l'hydropisie *avait gagné le péricarde, après avoir empli l'abdomen et la poitrine*, et a *été guérie*, sous l'influence des vapeurs térébenthinées; mais nous estimons qu'il leur manque une sanction : celle du diagnostic ; aussi, nous ne pouvons que les signaler.

Il nous serait facile d'énumérer d'autres exemples, entre autres, la syphilis. Celle-ci, assurément, chez certains sujets, bénéficiera de la médication thermo-résineuse, et nous avons eu occasion de le constater, surtout chez un malade que notre savant confrère, M. le professeur agrégé Panas, avait bien voulu nous adresser ; mais elle *exigera*, selon ses périodes et ses manifestations, le mercure ou l'iodure de potassium, et quelquefois l'un et l'autre de ces médicaments.

Quant à l'obésité dans laquelle les cellules adipeuses sont hypertrophiées, elle est sans doute justiciable, elle aussi, de la médication thermo-résineuse ; mais, que fera la sudation, sans le régime, l'exercice et certains agents thérapeutiques, tels quo le *fucus vesiculosus*, les purgatifs salins, etc.

Cependant voici venir une exception. Dans l'ascite, symptomatique d'une cachexie paludéenne, le bain térébenthiné a donné de bons résultats. Nous n'y contredirons pas : nous connaissons, d'ailleurs, la belle observation (n° 18.—Obs. III) de M. Chevandier. Le malade avait une hypertrophie de la rate, il perdit 22 kilogr. de son poids, mais retrouva la santé. Toutefois, il n'est pas absolument besoin, en l'espèce, de médication thermo-résineuse. Priessnitz employa, chez quelques malades atteints de cachexie paludéenne, la sudation (maillot ou étuve) suivie d'une application froide, et cette méthode compta des succès, du moins entre les mains des adeptes du paysan de Groeffenberg; mais Kreyser, et surtout Fleury, furent plus heureux avec la douche froide, dans les cas de maladie paludique avec infiltration des membres inférieurs, épanchement ascitique. Néanmoins, nous devons dire que, dans l'anasarque générale, le grand maître conseillait la sudation en étuve sèche, suivie d'une douche froide très-courte.

Cela nous conduit maintenant à examiner, au point de vue des indications, l'emploi du calorique et de la térébenthine *associés à l'hydrothérapie.*

« Bien que chez la plupart des malades il s'établisse une tolérance pour les sudations répétées, il faut se tenir en garde contre l'affaissement qu'elles peuvent amener chez certaines personnes à fibre molle, chez lesquelles le système lymphatique domine. La même réserve est commandée quand on soumet à la cure résineuse des enfants ou des vieillards. » (Chevandier.)

Ainsi, le bain thermo-résineux agit comme *spoliatif*, et peut parfois, chez les individus lymphatiques, chez les enfants et les vieillards, être une cause d'affaiblissement et produire la chloro-anémie. N'est-il pas alors indiqué de faire appel à l'hydrothérapie, non pas à titre de moyen curatif, mais de succédané et d'auxiliaire?

D'autre part, il est des rhumatismes et des névralgies liés à un état constitutionel, scrofuleux, hydrémique, hypoglobulique, et qui, concurremment ou après la spoliation, nécessitent les agents toniques. Dans ces circonstances, ne convient-il pas d'utiliser les applications reconstituantes de l'eau, son action sur les organes hématopoiétiques?

En outre, si l'on reconnaît qu'il est des cas tenaces et rebelles, — tel que le rhumatisme déformant, — où il importe de conduire le traitement avec lenteur et prudence et d'imposer aux malades plusieurs séries de bains, on nous concédera qu'il peut être opportun de faire, en l'espèce, intervenir l'hydrothérapie, qui, en remontant l'organisme, lui permettra de pouvoir supporter plus facilement et plus longtemps ces transpirations répétées.

Enfin, puisqu'il est admis par tous ceux qui s'occupent de médication térébenthinée que la plupart des malades passent par la période d'excitation avant d'arriver à celle de sédation, que certains même conservent l'excitation pendant presque toute la durée de la cure, ne faut-il pas, dans ce dernier cas au moins, et chez les sujets névrosiques ou névropathiques, s'adresser concurremment au bain térébenthiné et aux applications sédatives de l'eau.

Telles sont les principales indications de l'emploi de l'hydrothérapie, en tant qu'auxiliaire et adjuvant de la médication térébenthinée.

Mais il y a plus. La méthode hydriatique, plus rarement il est vrai, peut tenir le premier rang dans la cure des affections justiciables des bains résineux. Ce sont les cas dans lesquels existent certaines affections rachidiennes se rattachant à des antécédents rhumatismaux, ceux où le rhumatisme se complique de fièvre intermittente avec congestion splénique, hépatique et tendance à la cachexie (Macario).

Toutefois, si l'hydrothérapie peut et doit même, dans les cas indiqués, intervenir efficacement, soit comme auxiliaire, soit comme moyen curatif, nous ne faisons aucune difficulté à admettre que pas n'est besoin de la combiner à la médication térébenthinée dans la cure respiratoire des affections catarrhales.

En résumé, la médication térébenthinée *est principalement indiquée dans les rhumatismes chroniques et dans la plupart de ses manifestations, dans les névralgies idiopathiques ; elle ne donne pas toujours des résultats aussi certains dans les autres affections où elle a été et peut être employée : goutte, asthme, catarrhes, épanchements divers ; elle s'associe parfois à l'hydrothérapie, et étend ainsi le cercle de ses indications.*

2° *Contre-indications.*—Si nous nous souvenons de l'action physiologique des bains thermo-résineux, nous savons que la stimulation exercée par le calorique et la térébenthine sur la surface épithéliale de la peau se porte, à son tour, par l'intermédiaire des nerfs sensitifs, sur les cellules nerveuses qui, par les nerfs moteurs, transmettent, *réfléchissent* l'excitation vers les muscles et les épithéliums glandulaires en particulier. Cette excitation se traduit, dans la circulation générale et capillaire, par un surcroît d'activité ; elle retentit également sur le système nerveux central, et cela *d'autant plus que la température du bain est élevée.*

Il en résulte, par conséquent, des *contre-indications*, chez certains sujets bien portants, comme chez certains malades.

Dans l'état physiologique, il y a contre-indication pendant la grossesse, l'allaitement, la première enfance, la vieillesse avancée.

Dans l'état pathologique, il y a contre-indication dans les affections organiques du cœur, les anévrysmes des gros vaisseaux, les maladies de l'utérus, de l'encéphale, de la moelle épinière, et, quant à ces deux dernières affections, aussi bien dans celles qui résultent d'une lésion vasculaire que dans celles où existe une altération de la névroglie.

Cependant, il y aurait peut-être exception à faire pour quelques affections médullaires, la sclérose spinale postérieure, par exemple, alors seulement qu'elle serait compliquée de rhumatisme et que toute excitabilité réflexe serait épuisée.

Nous en dirons autant de certaines affections utérines : ainsi, la dysménorrhée, où l'action emménagogue de la térébenthine doit être utilisée ; ainsi l'engorgement utérin, et certaines métrites liées à l'arthritis et à l'herpétisme, et qui, une fois l'excitation apaisée, trouvent avantage à l'emploi des bains thermo-résineux, seuls ou combinés à l'hydrothérapie.

OBSERVATIONS

1° Rhumatisme chronique.—Arthrite de l'épaule droite.— Lithiase biliaire.

M. le docteur Ligerot veut bien nous adresser, au mois de mars 1876, Mm X..., âgée de 52 ans, d'une constitution robuste, atteinte depuis plusieurs mois de douleurs rhumatismales subaiguës ayant résisté aux moyens ordinaires et siégeant principalement à l'articulation scapulo-humérale droite, à la région dorsale correspondante et aux lombes.

Il ajoute : « Mme X... a eu, il y a un an, des coliques hépatiques. »

A l'examen de la malade, nous constatons : Articulation de l'épaule droite légèrement augmentée de volume ; les mouvements imprimés à l'article provoquent de la douleur et des craquements ; muscles trapèze sus et sous-scapulaires douloureux à la pression et dans les mouvements volontaires.

Foie légèrement hypérémié ; pas de douleur ni au lobe droit ni au lobe gauche, ni à la vésicule.

La malade prend cinq bains consécutifs ; il n'y a pas d'intervalle entre chaque bain, comme nous le faisons habituellement, parce que la malade est pressée par le temps, parce qu'elle supporte d'ailleurs parfaitement les sudations et qu'elle ne présente point de signes d'anémie.

Quoi qu'il en soit, à la suite de cette première série, nous remarquons une tendance à l'amélioration. Les douleurs musculaires sont à peine sensibles, le gonflement péri-articulaire a diminué et les craquements ne se font presque plus entendre.

Mais la région hépatique, jusqu'ici indolente, devient tout à coup sensible. Un jour de repos est conseillé, puis la médication térébenthinée est reprise. Après quatre autres bains consécutifs, les douleurs rhumatismales disparaissent, les craquements cessent, mais l'hépatalgie s'accentue.

Mme X..., ne ressentant plus les douleurs rhumatismales musculaires et péri-articulaires, et redoutant peut-être — elle ne nous en a pas fait la confidence — un accès de coliques hépatiques, nous quitte pour regagner la province qu'elle habite.

M. le docteur Ligerot, que nous eûmes l'avantage de revoir quelque temps après, nous confirma les bons résultats obtenus par la médication thermo-résineuse, au point de vue de l'arthrite et des manifestations rhumatismales, mais nous apprit également que la douleur hépatique, sans s'être aggravée, persistait néanmoins quelque peu au moment où il vit la malade : il n'y avait pas d'ictère.

Cette observation soulève une question : Dans le cas où un malade serait en puissance d'une diathèse rhumatismale ou goutteuse, en ressentirait à un moment donné les manifestations subaiguës et aurait eu des coliques hépatiques liées à une lithiase biliaire, conviendrait-il d'employer la médication térébenthinée ? Nous serions disposé à répondre : oui, mais avec la plus grande réserve, et alors seulement que les coliques hépatiques dateraient d'assez loin, comme c'était ici le cas ; non, si l'accès de coliques hépatiques a été récent.

En effet, nous savons qu'il y a souvent alternance entre les névralgies et les rhumatismes ; que tel malade, porteur d'une arthrite rhumatismale, d'une scapulalgie et de douleurs occupant parfois le trajet du nerf sciatique droit, a vu, pendant la période d'excitation du traitement, son épaule dégagée et sa sciatique devenir plus intense (Obs. 55 de M. Chevandier). N'y a-t-il pas lieu alors, chez un malade ayant eu des coliques hépatiques, de craindre que le foie ne soit pris à son tour et que la névralgie viscérale ne devienne, en troublant les fonctions de l'organe, la cause occasionnelle de la production des coliques.

Et si nous ajoutons que tel autre malade, atteint de rhumatisme chronique, sans gravelle, et d'arthrite du genou, verra, sous l'influence de la médication térébenthinée, ses douleurs erratiques cesser, le craquement articulaire diminuer, mais sera pris, tout d'un coup, *en pleine amélioration et deux heures après un bain*, de coliques violentes accompagnées de vomissements, puis d'hématurie abondante, apparaissant périodiquement pendant huit jours ; en un mot, de coliques néphrétiques, jugées par un petit gravier de la grosseur d'une lentille à bords irrégulièrement déchiquetés (Obs. de M. Brémond fils, malade de M. le docteur Marotte), l'on nous concédera que dans l'arthritis, ou, par exemple, chez les goutteux à affections catarrhales qui viennent essayer de la médication térébenthinée, il faudra rechercher avec soin s'il n'y a pas eu de troubles de l'appareil urinaire et en particulier de gravelle.

2° Aménorrhée.— Tendance à l'obésité.— Douleurs rhumatismales de la jambe. — Sciatique droite.

Mars.— Mlle X... nous est adressée, le 16 mars 1876, par M. le professeur agrégé Duplay, avec prescription de suivre un traitement régulier par le Bain Turc.

La médication est ainsi instituée par notre savant confrère. Une fois par semaine, une sudation en étuve sèche générale, suivie de massage et d'une douche écossaise générale et *loco dolenti.*

Les premiers bains sont assez mal supportés, bien que la température ait été élevée *graduellement* de 37 à 50° c. Mlle X... a, en effet, éprouvé quelques vertiges et a eu une certaine tendance à la lipothymie pendant qu'elle était dans l'étuve sèche. Cependant peu à peu, la tolérance s'est établie et le traitement a pu être suivi, quoique un peu irrégulièrement.

Après une quinzaine de bains, la menstruation apparaît, l'obésité tend à diminuer (perte de poids : cinq livres); mais les douleurs rhumatismales n'ont pas sensiblement diminué.

Cessation momentanée du traitement.

Mai.— La malade revient nous voir au commencement de mai.

Mlle X.... a regagné le poids perdu. Quant aux douleurs rhumatoïdes, elles sont bien moins vives, mais persistent toujours et se sont étendues. En effet, elles siègent, non-seulement comme auparavant sur les muscles jambier antérieur et jumeaux, mais elles se sont irradiées au creux proplité, et paraissent avoir leur maximum d'intensité sur le trajet du nerf sciatique poplité externe. Rien de bien marqué à la partie postérieure de la cuisse. Nous sommes donc en présence d'une sciatique droite, siégeant plus particulièrement dans les divisions du nerf et de nature rhumatismale ; car, outre les douleurs de la jambe, il y a encore actuellement de légères manifestations autour des articulations scapulo-humérales et tibio-tarsiennes. M. le docteur Duplay pense alors qu'il pourrait y avoir avantage à ajouter, à l'air sec et chaud, les vapeurs térébenthinées ; mais, sur l'avis d'un confrère, Mlle X... se rend aux eaux d'Aix, en Savoie.

Après deux mois d'absence, dont un consacré à la médication thermo-sulfureuse, Mlle X... nous revient sans aucune espèce d'amélioration, du moins en ce qui concerne la névralgie rhumatismale. Il est vrai de dire que la jeune malade s'était beaucoup fatiguée après sa saison, avait fait un certain nombre d'excursions pénibles, dont une pleine d'émotions, et présentait au départ un état de nervosisme assez marqué, et qui avait été entretenu plus tard par d'assez vives contrariétés.

Juillet.—M. le professeur Hardy est alors consulté. *Traitement :* Bains thermo-résineux, deux à trois fois par semaine ; après le bain, frictions sur les régions douloureuses avec le baume Fioravanti; porter des pantalons de flanelle rouge; excrcice très-modéré.

Sous l'influence des sudations térébenthinées, faites d'abord tous les trois jours, puis tous les deux jours et aussi des autres moyens prescrits, un mieux sensible s'opère dans l'état de Mlle X... Les douleurs rhumatismales des articulations cessent ; celles de la jambe et du creux proplité s'amendent et disparaisent, sinon complètement, du moins en grande partie. Aussi, Mlle X... peut aller en villégiature en Suisse.

Après le traitement, la perte de poids a été peu sensible ; une livre et demie seulement.

L'aménorrhée, qui avait disparu, n'était plus revenue : la menstruation avait continué à être régulière, quoique peu abondante.

Nous avons eu depuis des nouvelles de Mlle X..., et la guérison de la névralgie nous a été confirmée : il restait encore une certaine sensibilité de la jambe droite. La menstruation était régulière, mais de courte durée. Quant à l'obésité, il n'y avait rien de changé

3° Diathèse goutteuse ; arthritis. — Douleurs musculaires généralisées. — Douleurs arthritiques localisées sur les articulations des gros orteils.—Troubles gastriques.

M. X..., âgé de cinquante ans, grand et d'une constitution vigoureuse, quoique paraissant légèrement affaiblie, se présente à notre établissement pour y suivre un traitement thermo-résineux conseillé par M. le docteur Bazin.

Il présente les attributs de la diathèse goutteuse, de cet état constitutionnel que M. Bazin appelle *arthritis.* Il éprouve, en effet, des douleurs musculaires légères, généralisées, mais un peu erratiques : des douleurs arthritiques localisées aux articulations des pieds, et principalement à celles du gros orteil ; enfin des désordres gastriques, consistant en inappétence, dyspepsie flatulente, etc. Les urines sont chargées d'acide urique.

Le traitement thermo-résineux est commencé le 20 juillet 1875, et voici ce que ressent M. X... :

(Ici nous transcrivons textuellement la note que ce malade nous a remise.

« 20 juillet. 1er bain (suites). Grande fatigue, tête lourde, prostration complète pendant deux heures ; puis sommeil, transpiration abondante ; sensibilité extrême à l'air toute la journée.

» 22 juillet. 2e bain (suites). Grande fatigue ; mal de tête toute la journée et la nuit ; transpiration et moiteur constantes ; les jambes et les mains tremblantes ; sensibilité extrême à l'air ; frissons, agitation fébrile ; légère douleur aux épaules, mains très-chaudes.

» 24 juillet. Tous ces symptômes persistent, y compris un fort mal de tête ; bouche très-mauvaise, appétit nul ; susceptibilité au froid plus forte ; légères tranchées, évacuations plus difficiles que d'habitude.

» Le docteur Bazin, à cinq heures de l'après-midi, constate 98 pulsations et prescrit de suspendre les fumigations. »

— Ainsi M. X..., après avoir pris deux bains résineux, séparés par un jour de repos, à température n'ayant pas dépassé 55° cent., la tête étant hors de la boîte, le front, les tempes et le visage ayant été de temps à autre imbibés d'eau fraîche, et la durée du bain n'ayant pas excédé un quart d'heure, en un mot, M. X... s'étant trouvé dans les conditions ordinaires du traitement que nous avons surveillé nous-même, a néanmoins présenté, comme on vient de le voir, les signes de la plus parfaite intolérance.

Si nous avions eu affaire à un de nos clients, nous aurions été tenté, en pareille circonstance, de modifier quelque peu le traitement, de ne faire qu'une sudation très-légèrement modérée et de donner ensuite une douche écossaise ; mais nous n'avions qu'à suivre fidèlement les prescriptions du maître, et qu'à remplacer les bains térébenthinés par les douches écossaises.

Ce changement réussit d'ailleurs parfaitement à M. X..., car après cinq semaines de traitement, le malade nous quitta très-amélioré et dans son état général et dans les diverses manifestations de sa diathèse.

4° Sciatique gauche datant de six mois.

Mme X..., âgée de 65 ans, maigre, à peau sèche, est prise, dans la cuisse et la jambe gauches, de douleurs survenues à la suite d'un refroidissement contracté en s'asseyant sur l'herbe humide.

Des liniments, puis des vésicatoires, sont appliqués sur la grande échancrure sciatique, sur la tête du péroné et sur la malléole externe. Il y a tout d'abord du soulagement et même une amélioration marquée; mais les douleurs reviennent de temps à autre :

aussi, par suite de leur persistance et quelquefois de leur acuité, Mme X... se décide à employer la médication thermo-résineuse.

Etat actuel, 15 septembre 1875. — Amaigrissement du membre atteint. Légère atrophie des muscles de la cuisse. La douleur occupe le trajet du sciatique gauche. La malade marche avec peine.

Prescriptions. — Sudation en étuve sèche partielle pendant 20 minutes. Température portée de 35° à 55°. Décoction de pin Mugho. Matin et soir : infusion de bourgeons de sapin, édulcorée avec le sirop de pin.

1er bain donne une sudation modérée. Mme X... remarque que le membre malade a moins transpiré que l'autre. La transpiration consécutive dans le maillot est également peu abondante. Mme X.. est fatiguée.

2e bain est pris le surlendemain. Durée, 25 minutes. Température, 35 à 60°. Sudation plus abondante et généralisée. Perte de poids 400 grammes.

3e bain après un jour de repos. Même durée ; même température. Perte de poids après la sudation, qui a été abondante, 650 grammes.

Après un jour de repos, Mme X... revient pour un 4e bain. Elle nous apprend que les douleurs l'ont reprise, et se plaint d'être extrêmement fatiguée. Pas d'excitation nerveuse.

En présence de cette sudation mal tolérée, quoique répétée tous les deux jours, et craignant de trop affaiblir une femme déjà âgée, à fibre molle, nous nous décidons à combiner la médication thermo-résineuse et l'hydrothérapie.

4e bain. Durée, 20 minutes. Température maxima, 55°. Après la sudation, douche écossaise générale en pluie et en jet *loco dolenti*.

Le même traitement est continué tous les deux jours, et, au 8e bain, la douche écossaise est simplement remplacée par une application froide. Sous son influence, il y a action sédative, analgésique marquée; la malade est bien moins fatiguée; la sudation n'est pas aussi abondante, et l'amélioration s'accentue de plus en plus.

Mme X... prend un 10e bain et nous quitte.

Depuis cette époque (6 octobre 1875), nous avons eu l'occasion de revoir Mme X...; l'hiver s'est bien passé, et la guérison s'est maintenue.

Paris.—Imprimerie de E. Brière, 257, rue Saint-Honoré.

www.ingramcontent.com/pod-product-compliance
Ingram Content Group UK Ltd.
Pitfield, Milton Keynes, MK11 3LW, UK
UKHW012121240726
13965UKWH00005B/1902